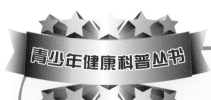

青少年健康科普丛书

U0340452

青少年
预防近视

主编　何景阳　安宇雷　彭尧

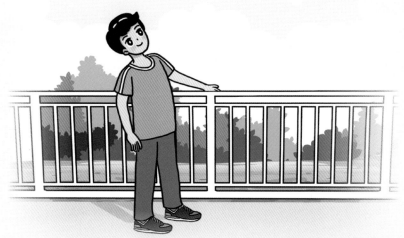

郑州大学出版社

图书在版编目（CIP）数据

青少年预防近视／何景阳，安宇雷，彭尧主编. --郑州：郑州大学出
版社，2024.9

（青少年健康科普丛书）

ISBN 978-7-5773-0289-8

Ⅰ. ①青…　Ⅱ. ①何…②安…③彭…　Ⅲ. ①青少年 - 近视 - 预防
（卫生）　Ⅳ. ①R778.101

中国国家版本馆 CIP 数据核字（2024）第 073913 号

青少年预防近视

QINGSHAONIAN YUFANG JINSHI

策划编辑	祁小冬	封面设计	苏永生
责任编辑	王红燕	版式设计	王　微
责任校对	刘永静	责任监制	李瑞卿

出版发行	郑州大学出版社	地　　址	郑州市大学路 40 号（450052）
出 版 人	卢纪富	网　　址	http://www.zzup.cn
经　　销	全国新华书店	发行电话	0371-66966070
印　　刷	河南文华印务有限公司		
开　　本	710 mm×1 010 mm　1 / 16		
印　　张	5	字　　数	64 千字
版　　次	2024 年 9 月第 1 版	印　　次	2024 年 9 月第 1 次印刷

书　　号	ISBN 978-7-5773-0289-8	定　　价	26.00 元

编委会

本书作者

主　编　何景阳　河南省疾病预防控制中心
　　　　安宇雷　濮阳市妇幼保健院
　　　　彭　尧　河南省疾病预防控制中心
编　委　王　琼　濮阳市妇幼保健院
　　　　朱　姝　濮阳市妇幼保健院
　　　　李　娜　濮阳市妇幼保健院
　　　　刘方圆　河南省疾病预防控制中心

前　言

随着社会的进步，人们对健康有了更高的期望和追求，眼睛是人体重要的器官之一，格外受到重视。《诗经》有云："巧笑倩兮，美目盼兮。"我们用双眼感知着世界的美好，同时，眼睛也是用来摄取外界信息最重要的器官。

大家在看这些文字的时候，是端正坐姿，看得很轻松，还是需要靠近才能看得清楚，又或者现在已经是戴着眼镜阅读这些内容？清晰的世界，在你的眼中是否已经变得模糊，再模糊？眼睛是否经常酸痛肿胀、干涩畏光、模糊重影？视力是否已经出了问题？

对于青少年来说，最常见的视力问题就是近视。从某种角度来说，近视是人类进化过程中产生的一种"文明病"，随着近些年青少年近视率越来越高，社会各界人士对近视给予了高度的重视和关注。

那么，近视究竟是什么？近视是怎么造成的？如何预防近视呢？我们带着这些问题，在这本书中，仔细地了解一下"近视"到底是怎么一回事，我们又该如何预防和干预它。

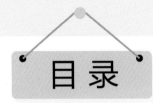

目 录

一 眼睛与视力

二 近视及其危害

三　近视的预防

四　近视的矫正

1. 眼睛的构造

　　想要了解近视,了解眼睛的构造必不可少。眼睛作为人体重要的器官之一,是非常精密和复杂的。想要了解眼睛,我们不妨从一个简单的物理现象说起。

　　燃烧的蜡烛,经过凸透镜的折射,可以在合适距离的背板上面形成一个清晰的像。而眼睛成像的原理也是这样,但是要复杂得多。

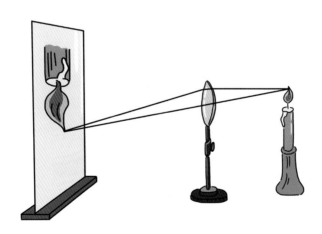

成像原理示意

　　日常生活中,照相机就是利用凸透镜成像原理来进行工作的,我们先通过日常生活中比较常见的照相机,来了解一下眼睛的各部分组织结构及其所起的作用吧。

照相机的镜头相当于一个凸透镜，来自物体的光经过照相机的镜头后会聚在胶片上，成倒立、缩小的实像。传统相机使用"胶卷"作为其记录信息的载体，而数码相机的"胶卷"就是其成像感光器件，将光信号转变为电信号，再经模拟/数字转换后记录于存储卡上。

我们的眼睛，也同样是由屈光系统、成像系统和附属系统等构成。按照作用，我们可以将眼睛的构造与照相机进行一个对比。

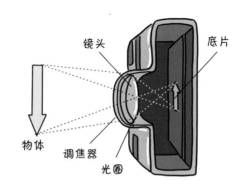

照相机纵切面示意

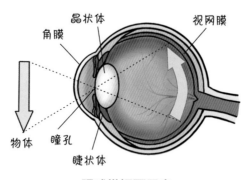

眼球纵切面示意

（1）屈光系统——照相机的镜头

屈光系统相当于照相机的镜头。光线进入眼球依次通过角膜、房水、晶状体和玻璃体，这些部件对进入眼睛的光线产生屈光作用，将光线进行折射。角膜占眼球表面前 1/6，也就是我们通常说的"黑眼珠"

的位置。

（2）晶状体——变焦镜头

晶状体相当于照相机的变焦镜头,位于瞳孔后面,呈双凸透镜状。在睫状肌的调节下变换曲度,保证眼睛准确的屈光度,正常人既能看远又能看近,依赖的就是晶状体的屈光度调节能力。

（3）视网膜——胶卷（感光器件）

视网膜相当于胶卷,具有感光功能。视网膜上感光最敏锐的部分称为黄斑。虽然视网膜很薄,但结构却很复杂,分为10层,感光细胞主要是视锥细胞和视杆细胞。视锥细胞主要负责明视觉和色觉,视杆细胞主要负责暗视觉。

（4）巩膜——机壳

巩膜相当于照相机的机壳,对眼球内部的结构起保护作用,白色不透明,厚约1毫米,占眼球表面后5/6,俗称"眼白"。

（5）虹膜——光圈叶片

虹膜相当于照相机的光圈叶片。如果光线过强,虹膜内瞳孔括约肌收缩,瞳孔缩小;光线变弱,虹膜开大肌收缩,瞳孔变大。

（6）瞳孔——光圈

瞳孔相当于照相机的光圈,俗称"瞳仁",正常情况下直径为2.5～3.0毫米。光线强时瞳孔变小,光线弱时瞳孔变大,从而使眼睛里接收的光线总是恰到好处。

（7）眼睑——镜头盖

眼睑相当于照相机的镜头盖,分上、下眼睑,也就是我们通常所说的上眼皮和下眼皮,保护我们的眼睛避免受外伤。

2.各组织的作用

下面,我们来详细了解一下眼睛的各组织结构都起到哪些作用。

(1)屈光系统

凸透镜成像实验中的凸透镜对光线进行了折射,才在背板上面形成清晰的像。光线进入我们的眼睛,经过角膜、房水、晶状体和玻璃体等进行屈光,这些组织就相当于凸透镜成像实验中的凸透镜,作用呢,就是将进入我们眼中的光线进行折射。

角膜:圆形,前面微微突起,像球面一样弯曲,表面被泪膜覆盖,是眼球壁外层前部的透明部分。之所以呈现深色,是因为我们可以透过透明的角膜和房水,直接看到虹膜的颜色。角膜约1毫米厚,主要由无血管的结缔组织构成。

角膜含有丰富的感觉神经末梢,任何微小刺激、损伤或发炎都能引起疼痛、流泪,但角膜对于温度变化的感应并不敏感,因此就算冬天刺骨的寒冷,眼睛并不会感觉十分不适。高温条件下眼睛的不适,主要是角膜表面的泪膜蒸发过快导致的干涩而并非对温度的直接反应。角膜和巩膜的连接部分称作角膜缘。角膜缘的血管和眼球内的房水供给角膜营养。正常角膜各径线的曲度是一致的,因此折光率相同。如果曲度不均匀,就会引起折光异常,称为散光。

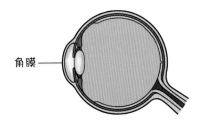

角膜

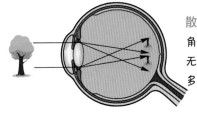

散光

角膜与晶状体扭曲，导致光的折射改变，无法集中在同一点上，看东西时会有很多重叠的残影。

房水：房水是充满在眼前房、后房内的一种透明清澈液体。它是由睫状体上皮产生的。别看房水只是透明的液体，它的作用非常大，起着营养角膜、晶状体和玻璃体的作用，并且维持正常的眼压，如果房水代谢出现问题，会引起一系列的不适和疾病。

晶状体：眼球的主要屈光调节结构。透明、呈双凸形扁圆体，无血管、富弹性，包以透明的被囊。晶状体看起来最像凸透镜，导致一些人认为眼睛的屈光靠的就是晶状体，这个看法是错误的。屈光是靠角膜、房水、晶状体、玻璃体等共同完成的，任何一部分出现问题，都会导致我们的眼睛屈光异常。而晶状体在我们眼睛各部分组织中，区别于其他屈光组织的作用就是在睫状肌的作用下调节屈光度。

凸透镜实验中,我们只有把背板放在合适的距离才能呈现清晰的像,调节蜡烛的位置,像立刻就变得模糊起来。但是我们的眼睛,近处和远处都能看得清楚,就是因为有晶状体的存在。我们看远处的时候,睫状肌放松,晶状体舒张,凸度减少,看近处的时候睫状肌紧张,晶状体凸度增加,始终保证清晰的像呈现在我们的视网膜上。

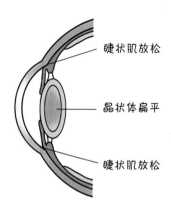

看远处时晶状体扁平

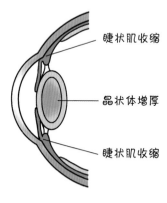

看近处时晶状体增厚

玻璃体:玻璃体不是玻璃,它是我们眼中类似于玻璃的物质,无色透明,半固体,呈胶状,主要成分是水。位于晶状体与视网膜之间,充满晶状体后面的空腔。玻璃体和晶状体、房水、角膜等一起构成了眼睛的屈光系统,当玻璃体因各种原因发生浑浊的时候,我们看东西就会觉得眼前如有蚊虫飞舞,叫作飞蚊症。玻璃体同时还起着对视网膜和眼球壁的支撑作用。

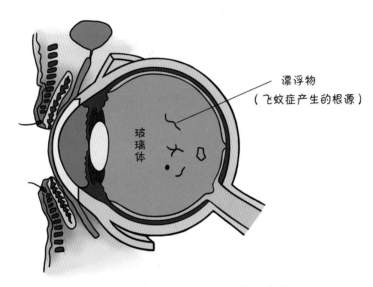

漂浮物
(飞蚊症产生的根源)

玻璃体

玻璃体内漂浮的浑浊物是飞蚊症产生的根源

（2）成像系统

说完了屈光系统,我们现在来说下成像系统。我们眼睛组织中,视网膜就像凸透镜实验里面的背板,光线经过屈光系统的折射,在视网膜上成像,再经视神经传入大脑视觉中枢。

视网膜:为一层柔软而透明的膜,有感受光刺激的作用。视网膜的厚度并不是均匀的,最厚的地方是视神经盘边缘,也是视神经的始端;最薄的地方是黄斑中央凹,是视力最敏锐的地方,同时也是视网膜最薄的部分。视网膜与视力最密切相关的就是视细胞,也叫作"感光细胞"。视细胞中含有感光物质,在光刺激下,可发生一系列的光化学变化和电位改变,把光刺激转变成神经冲动,再经由视神经传入大脑视觉中枢。

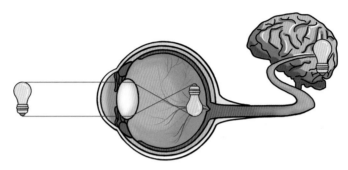

在视网膜成像并传入视觉中枢

(3)其他结构

我们的眼睛是精密而又复杂的,除了屈光系统和成像系统,还有很多别的结构,同样起着非常重要的作用。

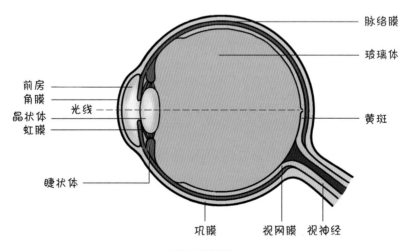

脉络膜
玻璃体
前房
角膜
光线
晶状体
黄斑
虹膜

睫状体

巩膜　视网膜　视神经

眼睛的结构

巩膜:眼球壁的主要组成之一,也就是我们通常说的眼白,是眼球壁的最外一层,由致密的胶原和弹力纤维构成,质地坚硬,呈瓷白色,前面与角膜相连,后方与视神经相连。巩膜结构坚韧,有支持和保护眼内组织的作用;巩膜是不透明的,起到了暗箱的作用,保证了光线只通过屈光系统进入眼内成像;巩膜还有另外一个作用,所有的眼外肌都是附着在巩膜壁上,我们眼球的转动就是靠眼外肌的收缩、舒展带动的。

虹膜:位于角膜和晶状体之间圆环形的膜,透过角膜可以看到。中间的小圆孔称为瞳孔,光线经由瞳孔进入眼内,虹膜起着间隔作用。瞳孔的散大和缩小,调节着射入眼内光线的数量。虹膜的颜色因含色素的多少和分布的不同而异,一般有黑色、蓝色、灰色和棕色等几种。我们的虹膜和指纹一样,是独一无二的,虹膜扫描系统利用的就是这一原理。

睫状体:睫状体主要由虹膜后外方的一圈睫状肌组成,受副交感神经支配,通过收缩与舒张调节晶状体的曲度,保证影像能够清晰呈现在视网膜上。

脉络膜:位于视网膜和巩膜之间,是一层柔软光滑、具有弹性和富有血管的棕色薄膜,主要作用是营养视网膜。

视神经:视神经是视网膜的神经纤维,始于视网膜,穿出巩膜筛状层成为视神经。主要是传导视觉冲动,视觉就是通过视神经将视网膜在光刺激下发生的神经冲动传入大脑视觉中枢而形成的。

(4)附属结构

眼睑:眼睑位于眼球前方,分上、下眼睑,也就是我们通常所说的上眼皮和下眼皮,是保护眼球的重要结构,保护角膜免受外伤和防止强光进入眼内。

泪器:我们分泌眼泪的泪腺和排泄眼泪的泪道,统称泪器。正常情况下,眼睛每分钟眨动 15 ~ 20 次,眼睑将泪腺分泌的泪水均匀地刷在眼球表面,起到润滑眼球、保持眼球表面湿润的重要作用。泪道通往我们的鼻腔,哭泣的时候鼻涕增多,就是因为大量分泌的眼泪经由泪道排进了鼻腔内。

结膜:覆盖在上、下眼睑内和眼球前面的一层透明薄膜。衬在眼睑内面的为睑结膜,贴在眼球前的为球结膜。两部分相互连续,起着保护眼球和便于眼球移动的作用。

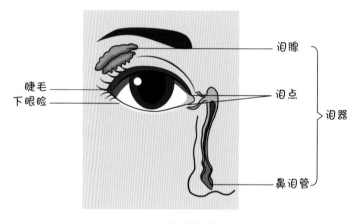

眼的附属结构

3. 视觉的奥秘

每天早上睁开眼睛,随着第一缕光线进入眼睛,我们就看到了外面的一切,大家有没有想过,这个看似简单的过程,是如何进行的呢? 外界的事物,又是如何在我们脑海中形成完整的影像呢?

视觉是通过视觉系统的外周感觉器官(眼睛)接受外界环境中一定频率范围内的电磁波刺激,经中枢有关部分进行编码加工和分析后获得的主观感觉。简单地说,视觉就是指物体的影像刺激视网膜所产生的感觉。

我们的眼睛可以分为成像系统和屈光系统,眼睛的可见光大约从760纳米波长的深红色光,到400纳米波长的紫色光,即可见光部分。高于这个波长范围的光线称为红外光,而低于这个波长范围的光线称为紫外光,虽然我们看不到这些光线,但这些光线在一些特殊的领域起着重要的作用。

正常视力的眼睛对波长约为550纳米的光线最敏感,这个波长的光线处于光学频谱(即光谱)的绿光区域。我们的眼睛可以看见的自然光的范围受大气层影响。

可见光的颜色,粗略地分,就是赤、橙、黄、绿、青、蓝、紫这7种颜色。物体反射的光通过屈光系统在视网膜上成像,经视神经传入大脑视觉中枢,我们就可以分辨出所看到的物体的色泽和亮度,因而可以看清视觉范围内的发光或反光物体的轮廓、形状、大小、颜色、远近和表面细节等情况。

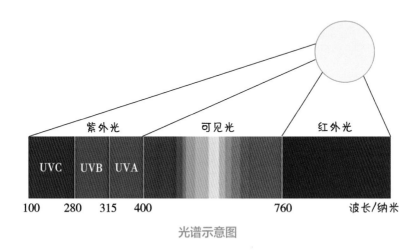

光谱示意图

按光学原理,眼前6米至无限远的物体所发出的光线或反射的光线接近于平行光线,经过正常眼的屈光系统都可在视网膜上形成清晰的物像。当然我们的眼睛并不能看清无限远处的物体,这是由于过远的物体光线过弱,或在视网膜上成像太小,因而不能被感觉。

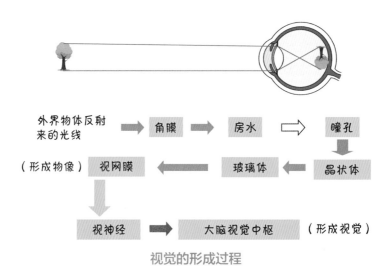

视觉的形成过程

因此,我们的眼睛便有一定的分辨率。这个分辨率用参数最小角分辨率来表示。一般情况下,我们眼睛的正常最小角分辨率为 1′。离眼过近的物体发出的光线将不是平行光线,而是程度不同的辐散光线,它们通过屈光系统成像于视网膜之后,只能形成一个模糊的物像。

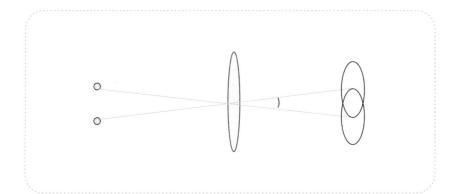

最小角分辨率示意图

　　物体无论远近,通过屈光系统都能在视网膜上形成清晰的物像,就是由于我们正常的眼睛具有调节作用。眼睛的调节主要靠改变晶状体的形状,这是通过神经反射来实现的。当模糊的视觉形象经神经传至大脑皮质视觉区,可引起下行冲动传至中脑动眼神经副交感核,经睫状神经传至睫状肌,使睫状肌中环行肌收缩,引起连接晶状体的睫状小带松弛。由于晶状体本身具有弹性,故而向前方及后方凸出,折光力增大,使辐射的光线能聚焦前移,成像于视网膜上。物体距眼球愈近,达到眼球的光线的辐射程度愈大,则晶状体变凸的程度愈大;反之,视远物时,晶状体凸度则减小。

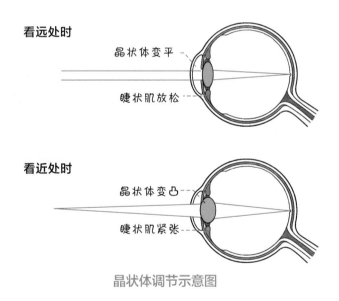

看远处时
晶状体变平
睫状肌放松

看近处时
晶状体变凸
睫状肌紧张

晶状体调节示意图

4.什么是视力

那么什么叫视力呢?顾名思义,视力就是我们眼睛在一定距离内辨别物体形象的能力,也叫目力或者视锐度,分为中心视力与周边视力。中心视力指眼底黄斑中心凹的视锐度,是人眼识别外界物体形态、大小的能力。周边视力指黄斑注视点以外的视力,也叫作视野。一般所说的视力都是中心视力。按距离可分为远视力和近视力,识别远处物体的能力称为远视力,识别近处物体的能力称为近视力。

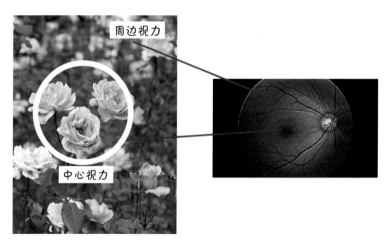

中心视力和周边视力

视力还可以分为静态视力和动态视力。静态视力是指人和观察对象都处于静止状态下检测的视力,动态视力是指眼睛在观察移动目标时,捕获影像、分解和感知移动目标影像的能力。

通常所说的视力是指远视力并且是中心视力、静态视力,它反映的是视网膜最敏感的部位——黄斑的功能,远视力检查通常用视力表来进行。

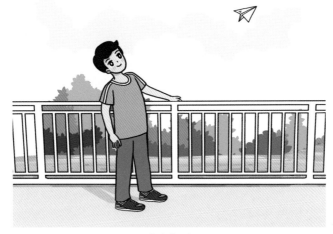

动态视力

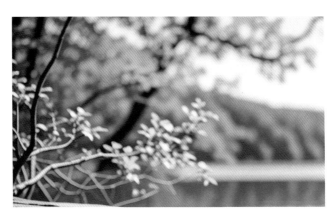

静态视力

很多人都以为只要视力能达到5.0(1.0)以上就算是正常了。实际上,5.0(1.0)的视力只能说明眼睛的部分视力正常。严格地说,视力正常的标准包括以下内容。

（1）中心视力

即人们通常查看视力表所确定的视力,包括远视力(在5米以外看视力表)和近视力(在30厘米处看视力表)。远视患者的表现是远视力比近视力好;近视患者则相反。散光患者的远视力和近视力均不好。当远、近视力达到0.9以上时,才能说明其中心视力正常。

（2）周围视力

当眼睛注视某一目标时,非注视区所能见到的范围大小,就叫作周围视力,也即人们常说的"眼余光"。一般来说,正常人的周围视力范围相当大,两侧达90度,上方为60度,下方为75度。近视、夜盲患者的周围视力比较差,一些眼底病也可致周围视力丧失。

（3）立体视力

立体视力是最高级的视力,即在两眼中心视力正常的基础上,通过大脑两半球的调和,使自己感觉到空间各物体之间的距离关系。3D电影应用的就是这一原理。有些人中心视力正常,但立体视力却异常,这在医学上称为立体盲。3D立体视觉训练系统可以有效恢复弱视儿童双眼立体视力功能。

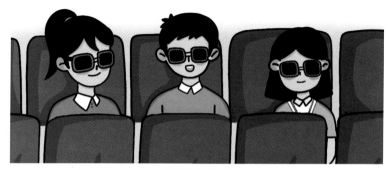

观看3D电影

虽然我们通常只是检查中心视力,但在医学上,只有当中心视力、周围视力和立体视力都符合正常要求时,才能算作视力正常。

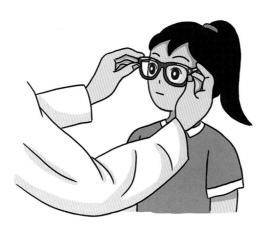

儿童进行视力矫正

我们平时还会接触到一些名词:裸眼视力、矫正视力和视力不良。裸眼视力又叫作未矫正视力,指没有经任何光学镜片矫正所测得的视力。矫正视力指的是用光学镜片矫正后所测得的视力。视力不良又叫作视力低下。青少年裸眼视力应不低于5.0。其中,视力4.9为轻度视力不良,4.5<视力<4.9为中度视力不良,视力≤4.5为重度视力不良。青少年视力不良的原因多见于近视、远视、散光等屈光不正以及其他眼病(如弱视、斜视等)。

5.认识视力表

我们通常通过视力表来检查视力,视力表利用的是视角原理(视标两端对应眼睛所形成的张角)。

外界物体通过眼睛引起的大小感觉,取决于外物在视网膜上所成物像的大小,眼睛在一定距离能够分辨外界两个物点间最小距离的能力,通常以视角来衡量,我们眼睛的正常最小角分辨率为1′。视角越小,视力越好,所以常常用视角的倒数来表达视力。

五倍一分原理
(1)视标大小为五分视角
(2)笔画宽度与间隙为一分视角

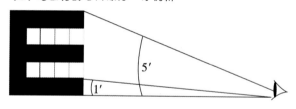

视力表设计原理

标准对数视力表是我们平时最常见的视力表。标准对数视力表由大小不同、开口方向各异的"E"字所组成,又称5分制对数视力表,视力表上面标记视力的数字为4.0~5.3。一般视力表上面还有一侧标记着小数表示视力,通常叫作1分表,标记数字为0.1~2.0,数字跟视角成正比。5分表与1分表是一一对应的。对应关系为:4.0-0.1,4.1-0.12,4.2-0.15,4.3-0.2,4.4-0.25,4.5-0.3,4.6-0.4,4.7-0.5,4.8-0.6,4.9-0.8,5.0-1.0,5.1-1.2,5.2-1.5,5.3-2.0。正常视力是通过标准对数视力表,站在5米距离测试,能辨第11行,记以5.0。

视力表除上面介绍的标准对数视力表外,还有儿童视力表、Snellen

视力表、兰氏环视表、耶格（Jaeger）表、Bailey-Lovie 视力表、ETDRS 视力表以及转盘式近视力表等。现在使用的视力表多为自带光源视力表，有光照稳定、显示清晰、使用方便、适用范围广等优点。

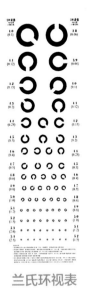

兰氏环视表

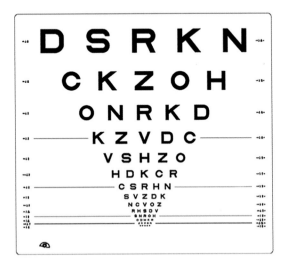

Bailey-Lovie 视力表

6. 怎么检查视力

在检查视力的时候应该注意以下事项。

（1）视力表安装表面须清洁平整。

（2）视力表的高度以视力表上 5.0（1.0）视力的标记与被检查的眼等高为准。

（3）视力表上必须有适当、均匀、固定不变的照度，一般为 400～1000 勒克斯（勒克斯：光照强度单位，用来衡量光照的强弱和物体表面积被照明程度），且必须避免由侧方照来的光线、直接照射到被检者眼部的光线以及阴晴不定的自然光线，以免引起不准确的检查结果。

（4）视力表与被检者的距离必须正确固定，国内有国际标准视力表及儿童视力表，被检者距表为 5 米。如室内距离不够 5 米，则在 2.5 米处置一平面镜来反射视力表。此时最小一行标记应稍高过被检者头顶。

（5）检查前被检者应了解正确观察视力表的方法。

（6）两眼分别检查，先查右眼，后查左眼。查一眼时，须以遮板将另一眼完全遮住，但勿压迫眼球。

（7）检查时，被检者从上至下指出"E"字形视标开口的方向，记录所能看清的最小一行视力读数，即为该眼的远视力。倘若对某行标记部分能够看清，部分认不出，如果看得清的标记数多于看不清的标记数，那么该行视力读数作为被测眼的远视力，否则将上一行作为被测眼的远视力。

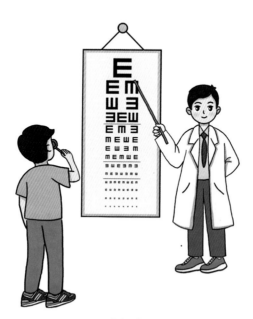

查视力

7. 为什么要散瞳

小朋友在医院检查视力的时候往往会听到一个词:散瞳。那么,散瞳是什么? 为什么要散瞳呢?

长时间近距离用眼,会导致睫状肌紧张痉挛、晶状体得不到舒展,如果这个时候直接进行验光的话,得到的屈光度是不准确的,并且由于睫状肌具有很强的调节能力,不散瞳的情况下验光,不能使睫状肌麻痹,真实的屈光度数很可能被掩盖。散瞳后验光不仅可以确诊屈光不正的类型,即近视、远视、散光等,还可获得较准确的屈光度数。

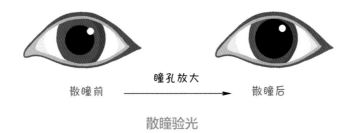

散瞳前　　　　　瞳孔放大　　　　　散瞳后

散瞳验光

散瞳后会出现畏光、看近处模糊等症状,个别孩子可能会出现口干眼干、烦躁、心动过速、面部潮红等症状。这些症状多为药物吸收的一过性表现,若感觉不适要及时就医。

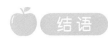
结 语

在这一章节,我们了解了眼睛的构造、视觉是怎么形成的、什么是视力以及视力的检查方法,在下面的内容里,我们一起来了解一下什么是近视吧。

二 近视及其危害

1. 屈光与视力

我们在了解近视及其危害之前,首先需要知道一个词:屈光度。顾名思义,就是让光屈折的能力。用光焦度来表示屈光的能力,叫作屈光度。

角膜及晶状体、玻璃体等屈光系统会把进入眼球的光线聚焦并投射到视网膜上,形成影像。如果光线能够恰恰落在视网膜上,便能形成清晰的影像,称为"正视"。无限远(5 米以外)来的平行光线,在不需要借助其他屈光介质帮助调节的眼睛屈光系统的屈光折射后,成焦点在视网膜上,叫正视眼。一种通俗的理解是正视眼指的就是"视力正常,屈光正常"。相反,如果光线无法聚焦在视网膜上,便会出现"屈光不正"的问题,导致影像模糊不清。最常见的"屈光不正"有近视、远视和散光。

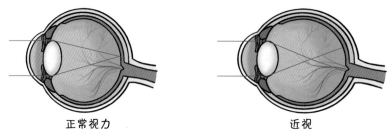

正常视力　　　　　　　　　　　近视

近视的原理示意图

视力与屈光度是表示视力好坏的两个不同的指标,它们之间既有联系,但又不是比例关系。

2. 眼睛的发育

在了解近视之前,我们先来了解一下视力的正常值。很多人认为视力正常指的就是视力能够达到 5.0(1.0),其实这种说法是不准确的。

我们从出生到成年,身体的各个组织器官是在不停发育的。从呱呱坠地的婴儿,到成长为成熟的个体,身高在长,体重在长,各个器官都在生长发育。我们的眼睛同样也在生长发育。

从角膜前表面经房水、晶状体、玻璃体到达视网膜的一条中轴线,叫作眼轴。眼轴的长短与年龄大小、发育早晚、屈光状态等因素密切相关。眼轴随着生长发育而不断延长,出生时眼轴短,所以外界的光线经过屈光之后,成的像是在视网膜的后方,也就是远视眼,这些度数的远视就是我们的远视储备。

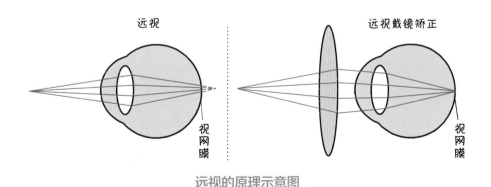

远视的原理示意图

随年龄增长,眼轴变长,屈光状态由远视逐渐变为正视,13～14岁即可达到正常成年人眼轴水平(24毫米左右)。发育期儿童的眼轴生长速度过快可能是向近视发展的趋向因素。所以3岁后,要定期到医院检查视力、眼轴长度、屈光度、角膜曲率、眼压等,以便早期发现问题。

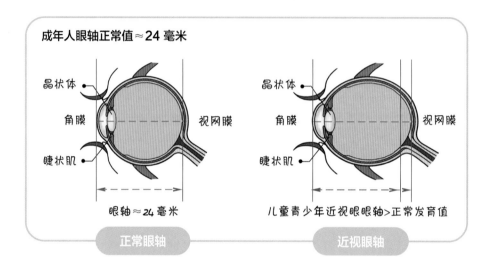

3.近视的症状

近视最为人熟知的症状就是看近处基本正常,看远处视物模糊。随着近视度数增加,还会伴随一些其他视觉症状。下面我们了解一下近视究竟会带来哪些症状和危害。

(1)视疲劳:眼睛酸痛肿胀、干涩畏光、模糊重影、眼异物感、头痛等。

（2）远视力下降：近视初期常有远视力波动。

近视前

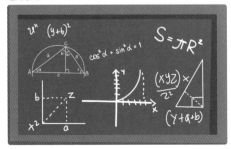

近视后

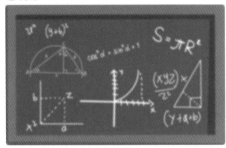

近视后视力下降

（3）眯眼、歪头：注视远处物体时不自觉地眯眼、歪头。

（4）外斜视：由于看近处时不用或少用眼肌调节，导致集合功能相应减弱，易引起外隐斜视或外斜视。

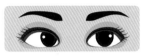

内斜视

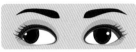

外斜视

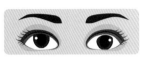

垂直(上下)斜视

斜视示意图

（5）眼球改变：眼轴变长，表现为眼球突出。当眼球前后径过长时，眼球后极部扩张，形成后巩膜葡萄肿。

（6）眼底损害：多发于高度近视，这类患者会有程度不等的眼底退行性改变。

（7）伴随症状：当近视度数较高，尤其是病理性近视或合并眼底损害时，除远视力差外，还常伴有夜间视力差、飞蚊症、漂浮物和闪光感等症状，并可发生不同程度的眼底改变。特别是高度近视者，发生视网膜脱离、撕裂、裂孔、黄斑出血，新生血管，开角型青光眼的危险性会明显增高。

4.近视的分类

近视常见的分类方法有 3 种，分别依据近视度数、屈光成分和病程进展进行分类。

（1）近视度数

根据散瞳后验光仪测定的等效球镜（SE）度数判断近视度数，根据 SE 度数可以把近视分为低、中和高 3 种程度。

低度近视：$-3.00D \leqslant SE < -0.50D$（近视 50～300 度）。

中度近视：$-6.00D \leqslant SE < -3.00D$（近视 300～600 度）。

高度近视：$SE < -6.00D$（近视 600 度以上）。

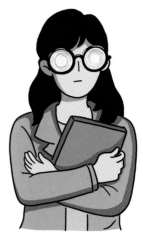

高度近视的眼镜特别厚

（2）屈光成分

近视是由于视网膜上无法形成清晰的像,按照屈光成分,可以将近视分为轴性近视和屈光性近视。

轴性近视:最常见,眼球前后径过长(即眼轴长度超出正常范围),而屈光力(即角膜和晶状体等其他屈光成分的屈光性能)基本在正常范围。

屈光性近视:主要由于角膜或晶状体曲率过大,或各屈光成分之间组合异常,导致屈光力超出正常范围,而眼轴长度基本在正常范围。

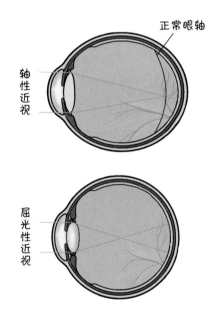

轴性近视与屈光性近视原理对比图

在这里,我们还需要说一下假性近视和真性近视。

长时间近距离用眼,会使睫状肌紧张痉挛,晶状体得不到舒展,导致眼睛视力下降,通常这种情况导致的近视可以通过让眼睛得到充分的休息等方法恢复正常,这种近视叫作假性近视,属于屈光性近视的一种。

如果假性近视得不到改善,仍旧长时间近距离用眼,会导致眼轴过长,这个时候就没有办法通过休息等方法进行恢复了,只能通过配镜等手段来进行干预,这种近视叫作真性近视,也叫作轴性近视。

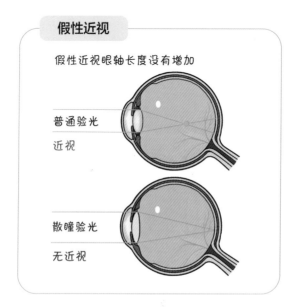

假性近视鉴别

(3)病程进展

根据近视病程进展和病理变化,又可以将近视分为单纯性近视和病理性近视。

单纯性近视:多指眼球在发育期发展的近视,发育停止,近视也趋于稳定,屈光度数一般在-6.00D之内。其中绝大多数患者的眼底无病理性变化,用适当光学镜片即可将视力矫正至正常。

病理性近视:多指发育停止后近视仍在发展,并伴发眼底病理性变化的近视类型,亦称为进行性近视,大多数患者的屈光度数在-6.00D

以上。常见眼底改变有近视弧形斑、漆裂纹、脉络膜新生血管、黄斑脉络膜萎缩、视网膜脱离、后巩膜葡萄肿等。

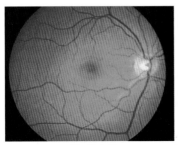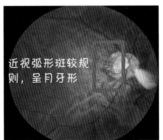

正常眼底像　　　　　　高度近视眼底像

5. 近视的成因

我们了解了什么是近视,那么,导致近视的原因是什么呢? 关于近视形成的原因,大多数学者认为与多种因素有关,包括遗传因素、环境因素、不良用眼习惯和一些诱发因素等。

(1)遗传因素

大量调查表明,近视具有一定的遗传倾向,常可见家族聚集性,父母双方有一方高度近视,或父母双方都是高度近视,孩子发生近视的可能性会显著增大。

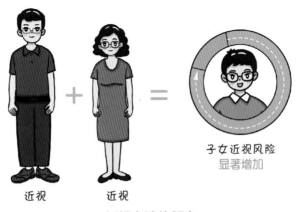

近视有遗传倾向

（2）环境因素

青少年处于长时间阅读、书写的大环境,用眼环境照明不佳,光线过亮或过暗,阅读字迹过小或模糊不清,不合适的桌椅导致错误的坐姿,在乘车、走路等不稳定环境下看书等,都会诱使近视的发生与发展。

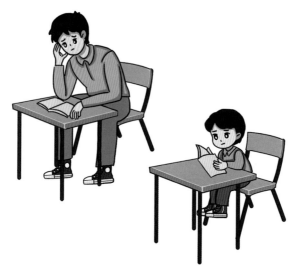

桌椅不合适

（3）不良用眼习惯

不良的用眼习惯包括长时间近距离用眼,不良的坐姿,不注意劳逸结合,乘车、走路时候看书,缺乏户外活动等。这些因素都会促使近视的发生与发展。

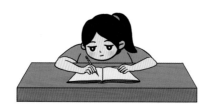

不良的看书姿势——趴着看

（4）诱发因素

除了上述原因外，有研究提示，微量元素缺乏、营养成分失调等都是近视的诱发因素。近年来随着电子类产品的普及，长期近距离看电子屏幕，过多地使用电子类产品，会显著增加近视的发病率。

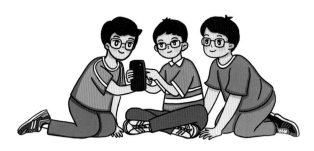

近距离看电子屏幕

不合理的饮食也会诱发近视。科学家曾做了这样一个实验，在家兔的食物中添加过量的糖，结果兔子近视了。不仅如此，兔子的下一代也患有近视。因为维生素 B_1 直接影响视神经的发育状态，而吃糖过量，会造成体内维生素 B_1 缺失，从而引发眼睛干涩疲劳、视力模糊。糖分的过量摄入，不但令身体来不及消化，还引起血糖升高，眼睛晶状体的渗透压也会上升，增加眼睛晶状体的凸度及屈光度，导致近视度数增加。

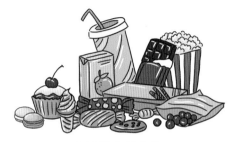

含糖量高的食物

6.近视的危害

近视会导致眼睛酸痛肿胀、干涩畏光、重影、视物模糊、疲劳,注意力不集中、头晕等一系列症状,坐得离黑板远一些就看不清黑板上的字,给学习带来不便。

长时间戴着矫正视力的眼镜,在鼻梁和耳朵上压出深深的压痕,冬天回到温暖的室内,瞬间糊满眼镜的雾气,还有下雨天怎么也擦不干净的镜片等不便影响了我们的生活。

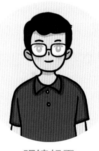

眼镜起雾

近视对升学和择业造成一定限制。一旦近视,无论是想成为英姿飒爽的解放军,或者翱翔蓝天的飞行员,抑或驰骋赛场的赛车手等,都会有诸多不便,甚至无法实现。

近视严重时甚至会导致失明!

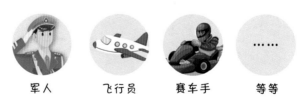

军人　　　　飞行员　　　　赛车手　　　　等等

近视对升学和择业造成一定限制

结 语

我们已经了解了什么是近视、近视的分类、近视的成因,以及近视的症状和危害,下面我们来了解一下如何预防近视吧。

三 近视的预防

1. 护眼习惯要养成

想要拥有一个好视力,良好的用眼习惯必不可少。青少年正处于学习知识的关键时期,面对课业的压力,不可避免要长时间用眼,因此,良好的用眼习惯就显得尤为重要了。在这里我给大家总结了"五要""五不要"。

五要

读写端,寸尺拳

不久看,眺望远

屏幕注意距离远

两小时,户外练

吃不挑,食不偏

五不要

读和写,光不暗

不躺看,不趴看

手机屏幕不多看

不走看,不晃看

字太小,不要看

　　下面,我们就按照"五要""五不要"的顺序,来告诉大家应该注意哪些事项。首先第一句"读写端,寸尺拳"的意思是要保持正确的读写姿势,做到"一寸一尺一拳",手离笔尖一寸,眼离书本一尺,身离书桌一拳。那么怎么更好地做到"寸尺拳"呢?

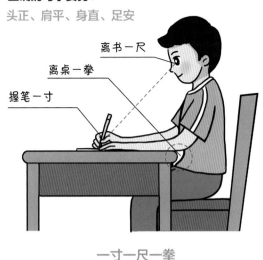

正确的写字姿势:
头正、肩平、身直、足安

离书一尺

离桌一拳

握笔一寸

一寸一尺一拳

2. 桌椅高度要适宜

　　因为每个人的唯一性,与他人相比,胳膊、脊柱、腿的长短都不一样,严格意义上来说,每个人都有自己最舒适的桌椅高度,这个高度大概可以这样来测量:椅子高度应保证双脚自然落地情况下,小腿与大腿成直角或略小于直角;身体正直,双臂自然下垂,桌面高度应与肘部相平。至于为什么这样的高度最舒服,就属于另外一个学科"人机工程学"研究的内容了。

桌椅高度与青少年身高是否匹配，是影响青少年视力的重要因素之一。不合适的桌椅高度，不仅影响青少年坐姿以及身高发育，而且影响着青少年的视力。书桌和椅子的高度决定了青少年看书的距离，这个距离把握好了会对保护视力起到良性的作用。

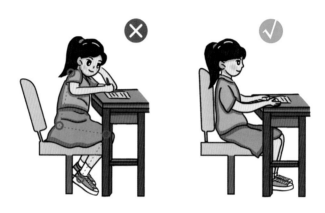

桌椅高度要合适

3. 适当休息要注意

长时间近距离用眼，会导致睫状肌紧张痉挛，晶状体得不到舒展，眼睛酸痛肿胀、干涩畏光、模糊重影，还会导致眼睛视力下降，连续近距离用眼会导致视疲劳。

这个时候，就必须让眼睛休息一下了。我们眺望远方，大脑给睫状肌舒展的信号，让睫状肌放松下来，尤其眺望一下远处的绿植，会感觉更加舒适。青少年读写连续用眼时间

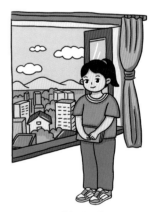

眺望远方

不宜超过 40 分钟，每 40 分钟左右要休息 10 分钟。这也就是"五要"里

面的第二句:不久看,眺望远。

前面说了这么多方法,目的还是想要让痉挛的睫状肌得到放松。大家都知道,疲劳一天之后,没有什么能比美美睡一觉更能让肌肉得到放松了。

因此,想要避免近视,规律作息非常重要,保障青少年睡眠时间,更显得尤为重要了。不同人群对于睡眠时间的需求是不一样的,建议小学生每天睡眠 10 小时以上,初中生睡眠 9 小时以上,高中生睡眠 8 小时以上。只有保证充足的睡眠,才能让眼睛得到充分的休息。

4.电子产品要慎用

随着社会的发展,现代生活离不开手机、电脑、平板等电子类产品,但是青少年过早使用手机、平板、电脑等电子类产品,会给眼睛带来严重的负面影响。

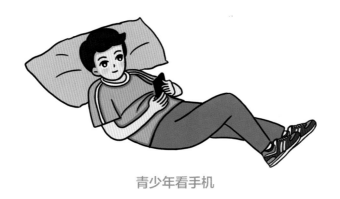

青少年看手机

不可否认,手机、平板、电脑等电子类产品有着动态画面、声光等多元化信息传播的优点,但电子类产品对眼睛的危害同样明显。

(1)手机、平板、电脑等电子类产品屏幕光亮强度普遍大于周边环境,过强的光线会让眼睛疲劳。同时,这些电子产品屏幕放射出的光线中,有大量的蓝紫光等,对视网膜造成直接的损伤,导致眼睛产生炫光、酸痛、视物模糊、视觉疲劳等症状。

(2)电子产品屏幕一直在闪烁,屏幕表面忽明忽暗,强烈地刺激着眼睛,瞳孔会不断进行舒缩来适应光源的变化,调节瞳孔的肌肉会一直保持紧张状态,使用时间稍长,会造成明显的眼睛疲劳。

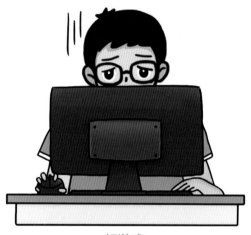

打游戏

(3)长时间近距离盯着电子类产品,眼睛与电子类产品长时间保持一个距离,为了捕捉清晰的画面,晶状体需要长时间保持一个屈度,睫状肌持续紧张收缩,直至痉挛。长此以往,睫状肌得不到放松,晶状体得不到舒展,会造成调节性近视。

(4)青少年在使用电子类产品的时候,过于专注,导致眨眼次数减少,角膜缺少泪膜的保护,引起干眼症等其他眼睛疾病。

（5）青少年身体和心理正处于发育阶段，自制能力较差。为了逃避家长的管制，躲在关灯的屋里甚至被窝里使用电子产品，无疑给健康的视力带来巨大的隐患。

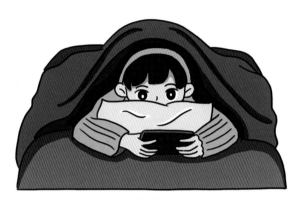

躲在被窝里看手机

手机、平板、电脑等电子类产品危害如此大，但在我们的生活学习中，这些电子类产品在一些时候又是不可或缺的，我们怎么将危害降到最低呢？

我们应尽可能选择大屏幕的电子产品，优先次序为投影仪、电视、台式电脑、笔记本电脑、平板电脑、手机。同样的尺寸，要选择屏幕分辨率高、清晰度适合的电子产品。在使用电子产品时，调节亮度至眼睛感觉舒适，不要过亮或过暗。在日常使用中，对于需要在手机、平板上学习的内容，也可以投射在投影仪或电视上，尽可能将电子产品对眼睛的影响降到最低。

现在呢，就来说一下"五要"的第三句：屏幕注意距离远。有学者提供了一组眼睛距离屏幕的数据：使用投影仪时，观看距离应在 3 米以上；使用电视时，观看距离应在屏幕对角线距离的 4 倍以上；使用电脑时，观看距离应在 50 厘米以上。

　　除了眼睛保持与屏幕足够的距离,在使用电子类产品的时候还要注意以下事项:电子产品摆放位置应避开窗户和灯光的直射,屏幕侧对窗户,防止屏幕反光,刺激眼睛。电子产品摆放时,尽量保证屏幕中线与眼水平视线平齐。

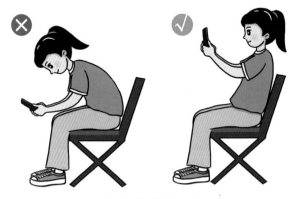

看手机姿势要正确

5.户外活动要坚持

　　下面我们来聊一聊"五要"的第四句:两小时,户外练。大量数据表明,足量的户外活动是有助于预防近视的,每天至少户外活动 2 小时、每周至少 10 小时,可以有效预防近视发生。原因主要有以下两个方面。

　　(1)当户外活动时,光线通过瞳孔到达视网膜,刺激眼睛分泌多巴胺,这种神经递质可以减缓儿童的眼轴生长。学龄期儿童近视的主要原因是眼轴的轴向生长。减缓了眼轴的生长,就能有效地预防近视的发生。

　　(2)在户外活动时,我们的眼睛大多数时间都是看向比较远的物体,负责调节晶状体屈光度的睫状肌处于相对放松的状态,不需要处于长时间近距离用眼时的紧张状态,有助于缓解视疲劳,预防近视。

每天户外活动 2 小时也并不是必须专门找出来 2 小时进行活动。我们可以这样理解,每天都要有 2 小时走出房间,走到户外,去运动一下。每天上学和放学的时候,选择走路或骑车回家,而不是选择坐车回家,路上的时间其实也是在户外活动。当然,一定要注意交通安全,并且选择车/人流量较小、环境较好的路线。

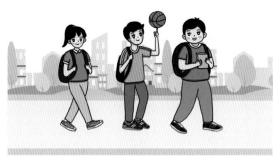

一起放学回家

户外活动的时候,有些运动对眼睛是很有好处的,比如乒乓球、羽毛球等运动,双眼以球为目标,不停地远近、上下调节运动,可以改善睫状肌的紧张状态,使其放松和收缩;眼外肌也可以不断活动,促进眼球组织的血液循环,提高眼睛视敏度,消除眼睛疲劳,从而起到预防近视的作用。篮球、网球等球类活动也有类似效果。

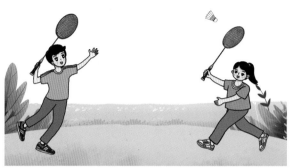

在户外打羽毛球

6.眼睛运动不能少

除了户外活动,眼睛的运动也是不能少的。下面就给大家分享一下眼睛运动的方法。

(1)眼保健操

眼保健操是一种眼睛的保健体操,主要是通过按摩眼部穴位,调整眼及头部的血液循环,调节肌肉,改善眼的疲劳,从而预防近视。正确操作的眼保健操同用眼卫生相结合,可以控制近视的新发病例,起到保护视力、预防近视的作用。同时,对于假性近视也有一定的治疗作用。

在做眼保健操的时候,要认真规范,做操时注意力集中,闭眼,认真、正确地按揉穴位等。如果做眼保健操马马虎虎或者姿势穴位不正确,无异于隔靴搔痒,起不到应有的作用。眼保健操必须经常操练,做到动作准确,并持之以恒。一般每天可做两次,上、下午各一次。

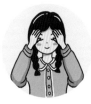

第一节 揉天应穴
以左右拇指罗纹面按左右眉头下面的上眶角处。其他四指散开弯曲如弓状,支在前额上,按揉面不要大。

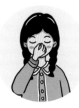

第二节 挤按睛明穴
以左手或右手拇指和食指按鼻根部,先向下按,然后向上挤。

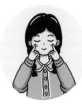

第三节 按揉四白穴
以左右食指,放在靠近鼻翼两侧,拇指支撑在下颌骨凹陷处,在面颊中央按揉。注意穴位不需移动,按揉面不要太大。

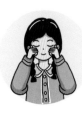

第四节 按太阳穴、轮刮眼眶
拳起四指,以左右拇指罗纹面按住太阳穴,以左右食指第二节内侧面轮刮眼眶上下一圈,上侧从眉头开始,到眉梢为止,下面从内眼角起至外眼角止。

眼保健操示意

（2）晶体操

晶体操，顾名思义，是让我们眼睛的晶状体做运动的操。它通过交替地看近、看远，使晶状体充分伸展，以达到缓解或消除睫状肌紧张、减少眼睛疲劳的目的。

晶体操具体做法是：先向 5 米以外的目标物远眺半分钟，使眼肌松弛，晶状体变平；再向 30 厘米处的目标物近看半分钟，使眼肌紧张，晶状体增厚。看远、看近交替进行，每次 10 ~ 15 分钟，每日 3 ~ 4 次。这样就能使晶状体得到充分伸展，睫状肌得到放松，眼睛疲劳得到缓解，从而达到活跃和恢复眼睛的生理调节功能、改善视力的目的。需要注意的是，在远望时应避免阳光直射，以看绿树、绿草为最佳。

晶体操与眼保健操一样，适合正处于发育期的青少年，它有缓解眼睛疲劳、保护视力的作用。同时，对于假性近视也有一定的治疗作用。

7. 膳食营养不能忘

"五要"的第五句"吃不挑，食不偏"说的就是不挑食、不偏食，养成合理膳食和平衡膳食的良好习惯。

想要保证眼睛及视力的正常，合理膳食非常重要。合理的膳食提供给我们人体能量以及各种维生素、微量元素，其中，维生素 A、B 族维生素、维生素 C、蛋白质，以及钙、锌、硒等，都起着保护我们眼睛健康的作用。在这里，有一个顺口溜送给大家。

维生素　A、B、C

蛋白质加钙锌硒

要想眼睛视力好

适量补充不能少

那么,上面几句话里所说的维生素、蛋白质、钙、锌、硒都有什么作用呢?

(1)对视力有益的营养素

维生素 A:维生素 A 是维持人体上皮组织正常代谢的主要营养素,能维持眼角膜正常,使角膜不干燥、退化,并有增强在暗光中视物能力的作用。如果体内缺乏维生素 A,可出现角膜炎、干眼症、怕光、流泪,甚至可导致结膜增厚或软化,视力减退,以致出现夜盲症。

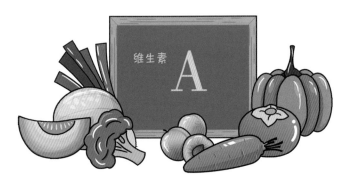

含维生素 A 高的食物

除了预防夜盲症以外,维生素 A 还可以预防其他眼病,比如干眼症。维生素 A 能够帮助眼睛制造泪液,使眼睛能够保持滋润。如果缺乏维生素 A,泪液的生成会受到影响,眼睛长期得不到滋润,就会出现干涩。任其发展,角膜会受到损伤,出现感染和溃烂,严重的话还会导致失明。所以,维生素 A 的充足补充能够预防干眼症的发生,维护眼睛的健康和正常的视力。

B 族维生素:B 族维生素有着增加眼球壁弹性、预防近视发生和加深的作用,其中的维生素 B_1、维生素 B_2 以及维生素 B_{12} 与我们的眼睛密切相关。

维生素 B_1——维生素 B_1 有着维持视神经系统正常生理功能的重要作用,是视觉神经的营养来源之一。维生素 B_1 摄入不足,可发生视神经炎而致视力模糊、眼睛干涩和眼睛容易疲劳等。

维生素 B_2——维生素 B_2 为合成人体黄酶类的辅酶所必需的原料,具有维护视网膜正常功能和保持正常光感的作用。维生素 B_2 与人体内的抗氧化防御体系有着十分密切的关系,并且能够促进发育和细胞再生,有着维持正常的视觉功能和促进生长的作用。维生素 B_2 缺乏容易引起角膜炎、干眼症、眼疲劳、结膜炎等。

维生素 B_{12}——维生素 B_{12} 是细胞分裂复制和神经系统维护所必需的维生素。维生素 B_{12} 缺乏会导致一系列症状,早期症状就是视力模糊、眼球抽动等,严重缺乏会导致神经系统损害。

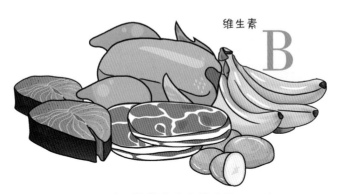

含B族维生素高的食物

维生素 C:维生素 C 对维持晶状体的透明性有一定的作用,还能够起到清除氧自由基的作用。对各种眼部疾患,如角膜炎、角膜溃疡或其他眼内炎症性病变等的恢复具有良好的作用,同时还有缓解眼睛疲劳的作用。

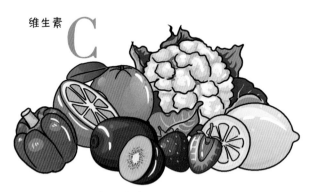

含维生素 C 高的食物

蛋白质:蛋白质是组成人体一切细胞、组织的重要成分。机体所有重要的组成部分都需要有蛋白质的参与。蛋白质维持着眼睛组织的修补和更新,长期的蛋白质供应不足会使眼组织衰老,眼功能衰退,引起各种眼病,甚至失明。

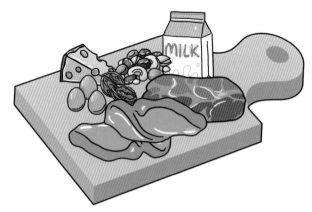

含蛋白质高的食物

钙：钙与眼球的构成有关，与巩膜张力、眼内压、眼球前后径、角膜睫状肌的调节功能都有密切关系。钙缺乏可影响眼内组织发育，造成眼球结构异常、结膜弹性减退、眼球变形等，最终导致近视等一系列疾病。

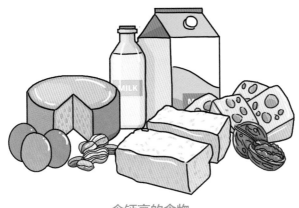

含钙高的食物

锌：锌参与核酸和蛋白质的合成，具有多种生物作用。它是视网膜内维生素 A 还原酶的重要成分，能促进视黄醛的合成，参与维生素 A 的代谢和输送，保持视网膜色素上皮的正常组织状态，维持正常视功能，提高对暗环境的适应力。锌缺乏可导致目光呆滞、视力障碍。

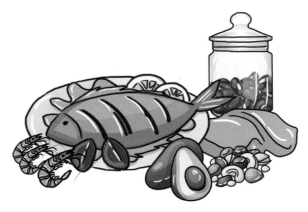

含锌高的食物

硒:硒可以让人体产生大量的可溶性蛋白质——谷胱甘肽,以滋养眼球晶状体,因而能使目光炯炯有神。硒缺乏会引起晶状体透明度下降,视物模糊,甚至导致白内障。

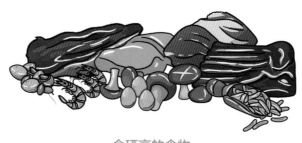

含硒高的食物

（2）对视力有益的食物

我们了解了哪些营养物质对眼睛和视力非常重要,但这些看起来还是十分枯燥。我们不妨换一个角度,看看我们需要通过吃哪些食物,来补充对眼睛好的营养物质。

胡萝卜:胡萝卜是公认的保护眼睛的食物。胡萝卜中含有丰富的胡萝卜素,这些胡萝卜素能在人体内转化成维生素 A,这也是胡萝卜被称为维生素 A 原的原因。但是要注意的是,胡萝卜熟吃比生吃被人体吸收的营养成分更多。

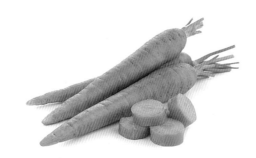

菠菜:菠菜中丰富的钾、钙、镁等元素,能增强眼部肌肉的弹性,是有效预防近视的良药。此外,菠菜中的维生素 B_2 和胡萝卜素含量也不少。维生素 B_2 含量不足时,眼睛易起红血丝,而胡萝卜素能转变成维生素 A,预防干眼症等眼部疾病,有明目效果。

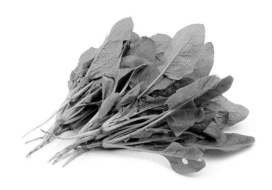

番茄:番茄含有丰富的维生素、矿物质、碳水化合物、有机酸及少量的蛋白质。因带酸性,所以有保护维生素 C 的作用,烹煮过程中不易破坏。

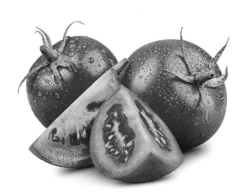

鸡蛋:鸡蛋中的钙含量丰富。钙是骨骼的主要构成成分,也是巩膜的主要构成成分。钙含量高,对增强巩膜的坚韧性起主要作用。

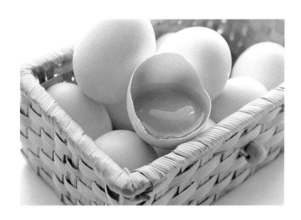

海带:海带除含有碘、钙、硫之外,还含有铁、钠、镁、钾、钴、磷、甘露醇和维生素 B_1、维生素 B_2、维生素 C 等多种物质。海带中还含有铬和锌两种物质,所以想要避免近视,平时可以多吃海带。

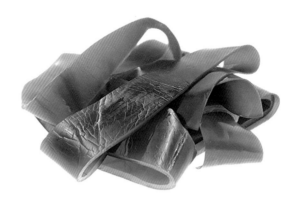

　　香蕉：香蕉含有丰富的钾和胡萝卜素。香蕉中的钾元素能够帮助人体排盐。当人体摄入的盐过量时，会导致大量的水分留存在细胞中，从而引起眼部红肿。多吃香蕉能起到排盐的效果，使身体内钾、钠维持相对平衡的状态，从而改善眼部不适的症状。

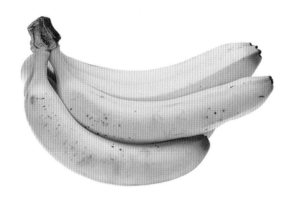

　　枸杞：枸杞含有丰富的胡萝卜素、维生素 B_1、维生素 B_2、维生素 C、钙、铁等，它们都是眼睛的必需营养。

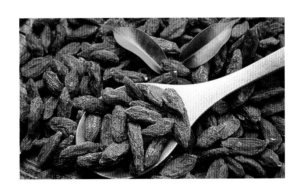

猕猴桃:猕猴桃所含的维生素 C 量比较大,一般水果无法与之相比。维生素 C 摄入量足够多的人不易得白内障。猕猴桃同样含有胡萝卜素和其他多种维生素,对眼睛非常有益。

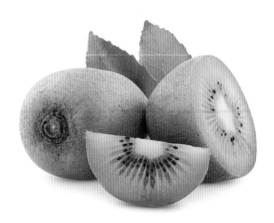

蓝莓:蓝莓中的花青素抗氧化能力超强,能够缓解眼疲劳以及光线对视网膜的伤害。

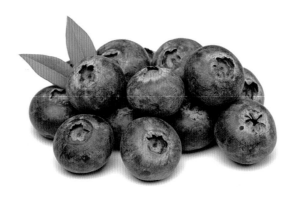

我们了解了需要多补充哪些物质对眼睛好,下面我们了解一下青少年喜欢吃的糖类如果摄入过多会给眼睛带来什么样的负面影响。

日常食用的蔗糖、粮食中的淀粉、植物体中的纤维素等都属于糖类。维生素 B_1 直接影响视神经的发育状态,吃糖过量,会造成体内维生素 B_1 缺失,从而引发眼睛干涩疲劳,视力模糊。糖分的过量摄入,还会引起血糖升高,那么眼睛晶状体的渗透压也会上升,增加眼睛晶状体的凸度及屈光度,导致近视。

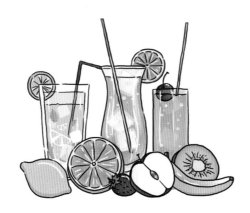

8. 台灯选择不大意

我们在读书写字的时候,台灯的选择也很重要,这也就是"五不要"中的"读和写,光不暗"。

视网膜中与视力最密切相关的就是视细胞,也叫作感光细胞。视细胞分为视锥细胞和视杆细胞。视锥细胞是感受强光和颜色的细胞,对强光和颜色具有高度的分辨能力,但对弱光和明暗的感知不如视杆细胞敏感;而视杆细胞呢,对光线的分辨率低,色觉不完善,但对暗光敏感。视网膜中含有 600 万~800 万个视锥细胞,12 000 万个视杆细胞,分布于视网膜的不同部位。在黄斑中央凹处只有视锥细胞,而无视杆细胞,光线可直接到达视锥细胞,故此处感光和辨色最敏锐。

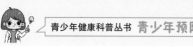
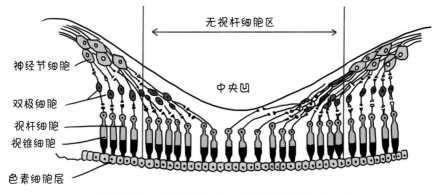

视杆细胞、视锥细胞在中央凹附近的分布示意图

大家都知道不能在太暗的环境下阅读写字,那么究竟台灯多亮才是合适的呢? 一般认为,阅读时,照射在桌面上的光线强度不低于300勒克斯是比较合适的。

恒定光源与书本距离不同的时候,书本表面光线强度是不一样的。因此,选购合适的台灯非常重要,台灯的高度不宜太高或者太矮;台灯放置的位置也十分重要,台灯要在书桌的左前方,以免右手挡住光线。

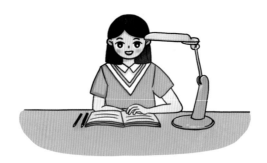

在护眼台灯下学习

我们现在普遍使用的LED灯泡有一些是有频闪的,闪动频率较高,在这种频闪的环境下,眼睛容易疲劳,选择的时候,尽量选择护眼台灯;正白色的光源对眼睛是有一定损伤的,光线柔和的台灯更适合阅读,建

议选购的时候不要选择正白色光源的台灯。

看书时不仅要开台灯,最好还要打开房间的灯,这样可以减少明暗差对眼睛的不良影响。

9. 不良习惯不能有

下面就要说一下"五不要"里面的后面四句:不躺看,不趴看;手机屏幕不多看;不走看,不晃看;字太小,不要看。这四句总结一下呢,就是我们要避免用眼的不良习惯,首先就是不躺看,不趴看。

我们在躺着或者趴着的时候,身体与床或沙发接触受力面积远大于端正坐姿的时候,因此,身体会感觉更加舒适,殊不知这样对我们的眼睛危害非常大。

(1)影响看书光线的强度。我们平时阅读的光源都是自上向下照射的,而躺着或趴着的时候,会对照射到书本上的光源有所遮挡或影响。

(2)趴着或者躺着看书的时候,眼睛距离书本的距离会明显小于端正坐姿的情况下眼睛与书本的距离。眼睛长时间处于近距离用眼的状态,非常容易导致视疲劳,进而导致近视。

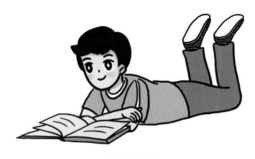

趴着看书

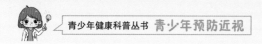
手机屏幕不多看:尽量减少使用手机、电脑、平板等电子类产品的时间。

不走看,不晃看:不在走路的时候看书,不在摇晃的车厢内看书。否则,不仅容易发生事故,而且对眼睛的危害是十分大的。

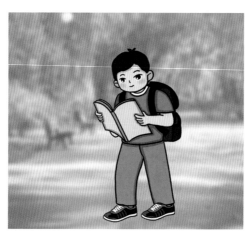

边走路,边看书

正午时刻照射到书本表面的光照强度会强烈刺激我们的眼睛,在黄昏时又会暗得看不清楚;乘车的时候,阳光照射进来的方向随着车辆转变方向而改变,眼睛需要频繁调节来进行适应。

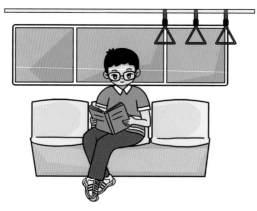

在车上看书

无论走着还是乘车的时候，我们人体处于一个不稳定的状态，手中的书也跟着来回晃动，书本到眼睛的距离不停改变，眼睛为了能够看清楚，睫状肌需要频繁地调整晶状体，从而达到清晰的状态，因此，会导致眼睛酸痛，模糊重影，进而导致视力下降。

字太小，不要看：不要看字体过小的读物，不要用过细的笔写过小的字。我们眼睛能够识别过小字体的能力是有限的，为了能够看清楚，势必要离字更近，加剧近视的风险。

太小和太难分辨的字

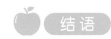

结 语

> 除了上面所讲的内容，我们还要积极关注自身视力异常迹象，了解眼睛不适症状对视力的不利影响。我们已经了解了该怎么预防近视，接下来介绍一下如何干预近视。

四 近视的矫正

1.定期检查很重要

首先,我们应该积极关注自身视力异常迹象,了解眼睛不适症状对视力的不利影响。例如看不清黑板上的文字、眼睛经常干涩、经常揉眼等,出现这些症状,要及时告知家长和教师视力变化情况。单侧眼睛视力变差,叫作单眼视力不良,因为其发病十分隐匿,日常生活影响较小,往往被忽略导致弱视。单眼视力不良导致的弱视,会随着年龄的增长越来越难矫正。我们可以交替闭上一只眼睛进行自测,以便发现单眼视力不良。

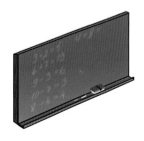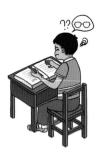

看不清黑板

视力检查:视力检查是发现近视的第一步。每年学校都会定期组织体检,视力检查通常通过视力表来进行。裸眼视力低于同年龄正常青少年的视力下限,就要怀疑屈光不正(近视、远视、散光)甚至弱视。这个时候,就需要到专业的医院或视光中心进行下一步检查了。

裂隙灯检查:裂隙灯检查是利用裂隙灯显微镜检查通过眼球各部的透明组织,使屈光间质的不同层次甚至深部组织的微小病变清楚地显示出来。通过裂隙灯显微镜,可以了解眼睑、结膜、角膜、虹膜、前房瞳孔和晶状体等健康情况,排除这些组织病理性异常导致的视力下降。

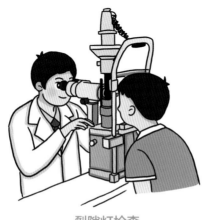

裂隙灯检查

眼底检查:眼底检查包括彩色眼底照相、直接检眼镜检查、间接检眼镜检查等。一般视力异常没有其他不适或诉求的青少年,用直接检眼镜进行检查,排除视神经盘、黄斑及视网膜等组织病理性异常导致的视力下降。

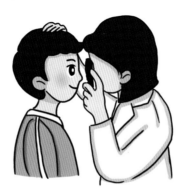

直接检眼镜检查

通过裂隙灯检查和眼底检查，排除了眼睛组织病理性异常导致的视力下降，下面就要进行详细的验光检查了。

2. 什么是验光

验光是一种检查眼睛屈光情况的常规眼科检查，主要有以下几种方法。

（1）电脑验光

电脑验光仪是光学、电子、机械三方面结合起来的仪器。它采用光电技术及自动控制技术检查屈光度，并可自动显示及打印出屈光度数。这种验光方法操作简便，速度快，但电脑验光对于眼睛的测量结果存在一些偏差，并且只能对被检者屈光的大致范围作出预测。电脑验光的另一大缺陷就是电脑验光只在一瞬间就完成了操作的全过程，从而导致检测结果不准确。因此电脑验光结果只能供临床参考，不能直接作为配镜处方。在经过电脑验光得到疑似近视青少年的大概屈光度之后，就要进行检影验光了。

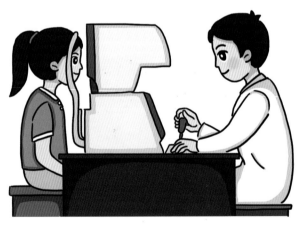

电脑验光

（2）检影验光

检影验光全称为视网膜检影验光法,是一种可靠的客观验光方法。检影验光能客观地检查出患者的屈光状况,不受患者主观认识的影响,不需要询问患者即可准确检出患者的屈光不正。

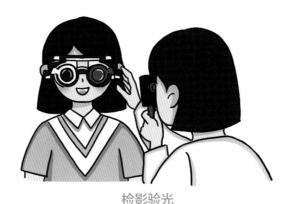

检影验光

（3）睫状肌麻痹验光

睫状肌麻痹验光即通常所说的散瞳验光,是国际公认的诊断近视的金标准。建议 12 岁以下,尤其是初次验光,或有远视、斜视、弱视和散光度数较大的青少年进行睫状肌麻痹验光,确诊近视需要配镜的青少年需要定期复查验光。

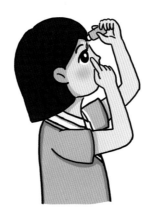

睫状肌麻痹验光滴眼药水

3.框架眼镜的使用

框架眼镜是最简单安全的矫正器具,主要由框架和镜片两部分组成。佩戴框架眼镜,应做到每年至少复查一次,及时调整眼镜度数。对于青少年近视患者,应至少每半年进行一次复查。

框架眼镜对眼睛和视力非常重要,所以在使用过程中要好好保养和护理。如果是暂时性放置眼镜,要将眼镜的凸面朝上;擦拭镜片的时候使用清洁的专用拭镜布,轻轻拭擦该镜片;当镜片沾有脏东西时,建议用清水冲洗,再用纸巾吸干水分后用专用眼镜布擦干;不戴眼镜时,要用眼镜布包好放入眼镜盒。

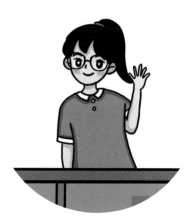

框架眼镜

保存时要避免与化妆品、药品等腐蚀性物品接触。镜架变形会给鼻子或耳朵造成负担,镜片也容易松脱,建议定期到专业的眼镜店进行调整。树脂镜片受到强烈冲击有破碎的可能,容易造成眼睛和面部损伤,建议不要在激烈运动时使用;不要使用已磨花、出现划痕等情况的镜片,否则会因光线散射导致看东西不清楚,引起视力下降。

4.隐形眼镜的利与弊

我们常说的隐形眼镜的专业名字叫作角膜接触镜。角膜接触镜直接贴附在角膜的泪液层上,与人眼生理相容,达到视力矫正的目的。与框架眼镜相比,角膜接触镜不仅从外观上和方便性方面给近视、远视、散光等屈光不正患者带来了很大的改善,而且视野宽阔、视物逼真。此外,在控制青少年近视、散光发展,治疗特殊的眼病等方面也发挥了特殊的功效。

角膜接触镜是直接接触眼球的,如果不能正确使用,会给眼睛带来很大的伤害。超过60%的角膜接触镜使用者常有眼睛干涩、泛红等症状。事实上,角膜接触镜并非所有人都适合,患有角膜炎、结膜炎、虹膜炎、青光眼等,或眼睛敏感、泪水分泌不足的人不适合佩戴。因此,在佩戴角膜接触镜之前,最好先找专业眼科医师确认情况。比较常见的角膜接触镜有软性接触镜和硬性接触镜两种。

(1)软性接触镜

软性接触镜就是我们平时最多见的软质隐形眼镜。这种软质隐形眼镜的材质是一种亲水性的合成高分子化合物,所以大部分人在使用的时候都没有明显的异物感。含水量的高低会影响镜片的特性。含水量越高,镜片越柔软,但也比较容易变形破损,镜片更容易失去水分;反之,含水量越低,镜片成型性会越好,变形程度小,不容易出现脱水的情况,在佩戴和选购的时候可以根据自己的需要来进行选择。

在使用过程中,还要注意一些事项:戴软性接触镜不可以直接睡觉,否则容易导致角膜缺氧;软性接触镜并不是越薄越好,薄的软性接触镜增加透氧性,提高舒适度,但是镜片容易干燥、脱水,造成角膜

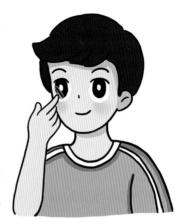

软性角膜接触镜

干燥、角膜染色,同时镜片易破损;不可以佩戴软性接触镜游泳,水池中的微生物会引起镜片污染,水流会冲走镜片;镜片出现损伤或划痕的时候,不应该继续使用,否则会对眼睛产生刺激,损伤角膜表面。

（2）硬性接触镜

硬性接触镜通过数控车床精密加工而成。硬性接触镜所含的硅、氟等聚合物,能够大大增加氧气的通过量。与软性接触镜相比,既提高了透氧性,又保证了材料的牢固性,并且具有良好的湿润性和抗沉淀性。硬性接触镜对青少年真性近视和圆锥角膜的控制、矫正效果经过了国内外眼科专家多年的临床验证,得到了肯定,适用于有需求而又无禁忌证的任何年龄人群佩戴。但年龄过小的儿童,存在对问题察觉敏感性差或操作依从性差的问题,应当增加对其佩戴安全性的关注。近视、远视、散光、屈光参差,尤其是圆锥角膜及角膜瘢痕等所致的不规则散光可优先考虑选择。眼表活动性疾患或影响接触镜佩戴的全身性疾病等应禁用。长期处于多风沙、高污染环境中者及经常从事剧烈运动者等应当慎用。

5. 使用角膜塑形镜要注意

现在角膜塑形镜成为越来越多家庭对孩子进行视力矫正的选择。角膜塑形镜到底是什么呢? 角膜塑形镜又叫 OK 镜,属于硬性接触镜的一种。近些年,角膜塑形镜的热度越来越高,因为角膜塑形镜可以暂时性降低一定量的近视度数,一定条件下,只需晚上佩戴,白天裸眼视力即可正常。同时,临床试验发现,长期佩戴角膜塑形镜可延缓青少年眼轴长度进展约 0.19 毫米/年。

但是,角膜塑形镜并不是万能的,佩戴之前要进行角膜地形图检查、裂隙灯染色等一系列的检查,未成年人需要由家长监护配合治疗。角膜塑形镜控制近视发展的效果,已经得到了临床试验的验证,但对于较高屈光度数等疑难病例,仍需由临床经验丰富的医师酌情考虑验配。

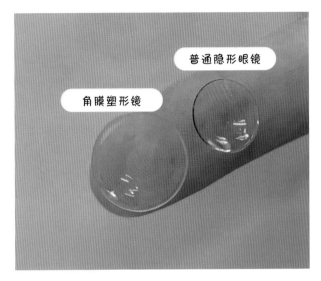

普通隐形眼镜

角膜塑形镜

角膜塑形镜

6. 阿托品不是"神药"

我们再来聊一下最近风头正旺,甚至被吹捧为"神药"的低浓度阿托品。

阿托品属于强效的散瞳药物,临床应用1%阿托品对患者进行散瞳。阿托品滴眼液是经循证医学验证能有效延缓近视进展的药物。阿托品滴眼液的近视控制效果呈现浓度依赖效应,但使用高浓度阿托品滴眼液存在严重畏光、近视力下降等不良反应以及停药后反弹效应。

其实早在多年前就有专家提出阿托品防控近视的方法,但是由于常规浓度的阿托品滴眼后有明显的不良反应,所以没有被广泛使用。

直到 2016 年,新加坡国家眼科中心及新加坡眼科研究所采用了不同浓度的阿托品进行了近视防控效果的对照试验,最后发现,0.01% 是在能保证近视防控效果的前提下比较安全的一个浓度,在临床上用来防控青少年近视的效果是值得肯定的。

0.01% 阿托品滴眼液主要适合 4～16 岁的青少年,但并非所有人都适用。有人使用后会出现畏光、口干、心率加快等不良反应。

由于购买成品药不易,不少家长自己在家按照网上的配方,用高浓度阿托品进行稀释配制,这是万万不可的。家中不可能达到药物配制最基本的卫生条件,使用后可引起结膜炎、角膜炎等一系列炎症,并且容易因为配比不精准,导致使用后达不到防控近视的效果,或发生口干、心率加快等不良反应。

0.01% 阿托品滴眼液是处方药,用药前要经过全面评估,根据不同的孩子量身定制治疗方案并及时调整,给予个体化指导。

7. 激光手术的适用对象

越来越多的人近视之后渴望摘掉眼镜,关注着激光手术。所谓激光手术,确切来说并不是近视的治疗方法,而只是矫正方法的一种。近视可防可控不可治!近视的手术矫正是通过手术方式改变眼的屈光度,需要严格按照各类手术的禁忌证和适应证进行筛查和实施,主要适用于 18 岁以上度数稳定的近视患者。

对于年龄在 18 岁以上,屈光度稳定在 2 年以上,精神及心理健康,具备合理的摘镜愿望和合适的术后期望值者可以考虑激光手术,但在手术前需进行相关的术前检查,符合相应条件方可进行手术。激光手术术式主要分为两类:激光板层角膜屈光手术和激光表层角膜屈光手术。不同术式的术前条件要求不同。

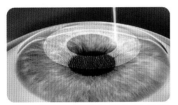 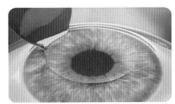

第一步：飞秒激光制作角膜瓣　　　第二步：掀开角膜瓣

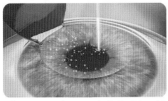 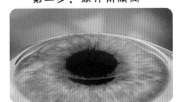

第三步：准分子激光扫描切削　　　第四步：贴合角膜瓣

FS-LASIK 全激光手术

　　激光手术自从诞生之日起,就受到了人们的关注和欢迎,但激光手术并非人人可做,并且有可能做过之后产生一系列并发症。在做激光手术之前,要经过复杂而严格的检查,角膜炎、结膜炎或角膜过薄等都不能进行手术。术后有可能产生角膜瓣移位或丢失、角膜瓣褶皱、角膜瓣下异物残留、感染性角膜炎、角膜瘢痕、屈光回退、过矫和欠矫、不规则散光、眩光、光晕及单眼多视症、最佳矫正视力下降、圆锥角膜等一系列并发症,严重的还会导致视网膜脱离、视网膜下出血及黄斑裂孔等严重并发症,甚至导致失明。

8.近视的其他矫正方法

　　近视还有一些别的矫正方法,比如有晶体眼后房型人工晶状体(ICL)植入术。

　　ICL 植入术是在保留自然晶状体的情况下,在前房或后房植入一定度数的人工晶状体。ICL 植入术被认为是一种可弥补准分子激光原位磨镶术（LASIK）、准分子激光屈光性角膜切削术（PRK）和其他切削手术进行屈光矫正的产品，目前在有些国家已被广泛使用。

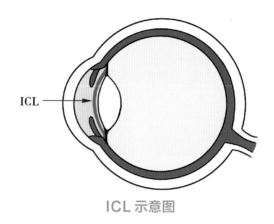

ICL 示意图

当今的屈光手术方法众多，各有优势，其中 LASIK 在临床上广为使用，但它的治疗范围相对有限。ICL 植入术是一种新方法，可用于矫正大范围的近视、远视和散光，同时它可以实现可预见的屈光矫正和卓越的视觉质量，对高度近视治疗效果尤为明显。一般适用于近视度数较高、不愿意戴眼镜但又不适合激光角膜屈光手术者。

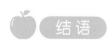 结语

在这一章节中，我们了解了验光的过程以及近视矫正的方法。近视患者可以根据自己的需要以及是否适用，选择适合自己的矫正方法。

［1］葛坚,王宁利.眼科学［M］.3 版.北京:人民卫生出版社,2015.

［2］瞿佳.眼视光学理论和方法［M］.3 版.北京:人民卫生出版社,2018.